LE TRAITEMENT

DES FRACTURES DE L'OLÉCRANE

PAR LA

SUTURE OSSEUSE SOUS ANESTHÉSIE LOCALE

Suivie de la mobilisation et du massage très précoces

PAR

Le Docteur Léon LOISEAU

Ne le 31 Mars 1883, à Fréteval (Loir-et-Cher)
Ancien externe des Hôpitaux de Paris
Ancien interne de l'Hôpital Péan
Médaille de bronze de l'Assistance Publique

PARIS

Librairie Médicale & Scientifique

Jules ROUSSET

1, rue Casimir-Delavigne et 12, rue Monsieur-le-Prince

—

1909

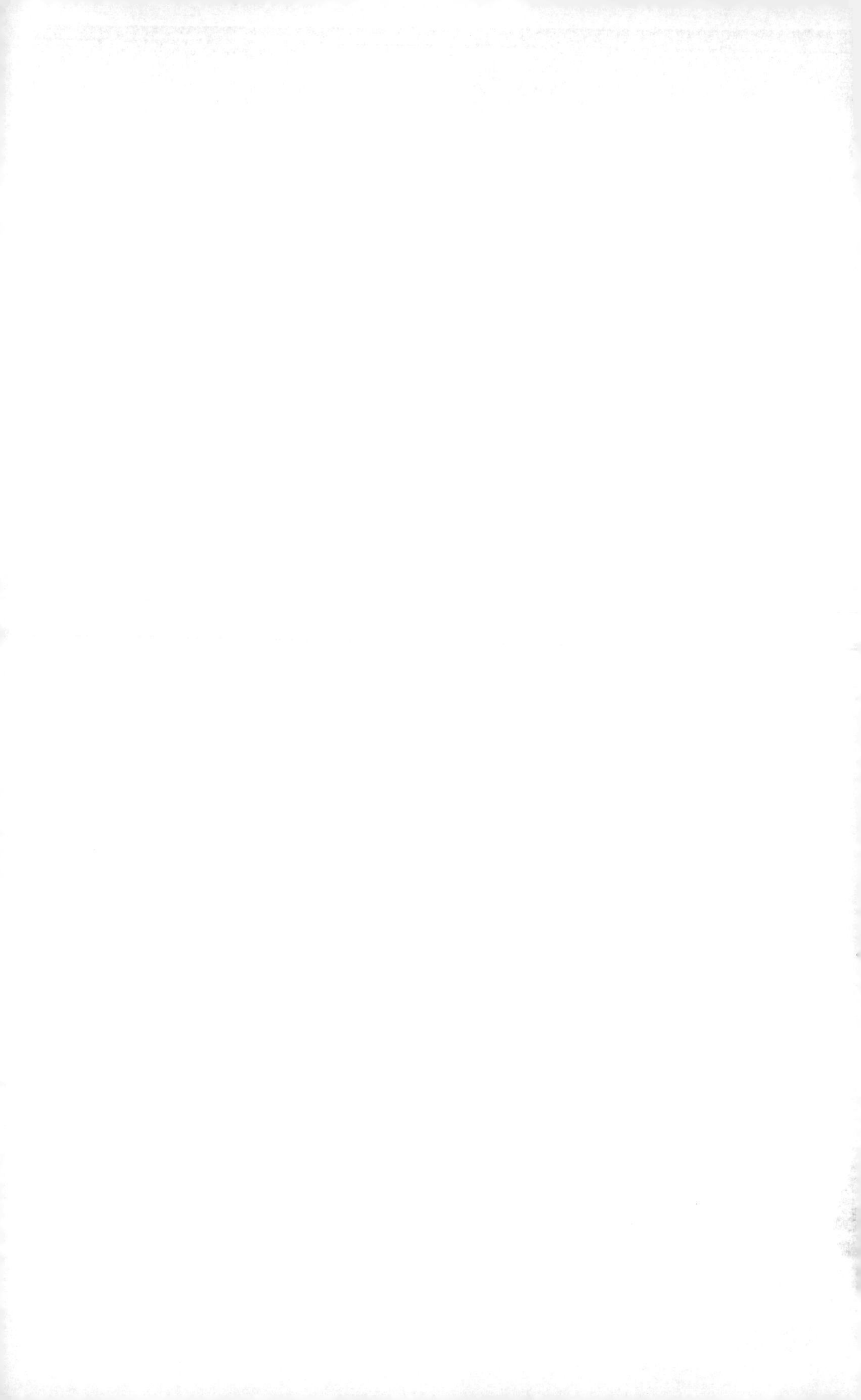

LE TRAITEMENT

DES FRACTURES DE L'OLÉCRANE

PAR LA

SUTURE OSSEUSE SOUS ANESTHÉSIE LOCALE

Suivie de la mobilisation et du massage très précoces

PAR

Le Docteur Léon LOISEAU

Né le 31 Mars 1883, à Fréteval (Loir-et-Cher)
Ancien externe des Hôpitaux de Paris
Ancien interne de l'Hôpital Péan
Médaille de bronze de l'Assistance Publique

PARIS

Librairie Médicale & Scientifique

Jules ROUSSET

1, rue Casimir-Delavigne et 12, rue Monsieur-le-Prince

1909

A LA MÉMOIRE DE MON PÈRE

A MA MÈRE

A MES PARENTS

A MES AMIS

A MES MAITRES DANS LES HOPITAUX

M. LE PROFESSEUR RECLUS
Professeur de Clinique chirurgicale à la Faculté de Médecine

M. LE DOCTEUR BOURCY
Médecin de l'Hôpital Laënnec

M. LE DOCTEUR ANDRÉ PETIT
Médecin de l'Hôtel-Dieu

M. LE DOCTEUR AUGUSTE BROCA
Professeur agrégé, chirurgien de l'Hôpital des Enfants-Malades

M. LE DOCTEUR HIPPOLYTE MARTIN (in memoriam)
Médecin de l'Hôpital Bichat

M. LE DOCTEUR AVIRAGNET
Médecin de l'Hôpital des Enfants-Malades

M. LE DOCTEUR LETULLE
Professeur agrégé, médecin de l'Hôpital Boucicaut

M. LE DOCTEUR ANDRÉ LAPOINTE
Chirurgien des Hôpitaux
Consultation de chirurgie de l'Hôpital Saint-Antoine

M. LE DOCTEUR DOLÉRIS
Accoucheur de l'Hôpital Saint-Antoine

M. LE DOCTEUR FUNCK-BRENTANO
Accoucheur des Hôpitaux

MM. LES DOCTEURS RENÉ MARIE, GANDY
Médecins des Hôpitaux

M. LE DOCTEUR MOUCHET
Chirurgien des Hôpitaux

A M. le Docteur **DELAUNAY**

Chirurgien de l'Hôpital Péan.

*Pour les excellentes leçons de
chirurgie qu'il nous a données.*

AVANT-PROPOS

Nous avons eu pendant notre année d'externat à la consultation de chirurgie de l'hôpital Saint-Antoine, l'occasion de voir sept cas de fractures de l'olécrâne. Six de ces fractures ont été traitées par M. le Docteur Lemaître assistant à la consultation, par la suture osseuse avec des résultats qui ne firent que confirmer l'efficacité de ce traitement. L'idée nous vint, étant donné les circonstances dans lesquelles furent faites ces opérations à la consultation de chirurgie, sous anesthésie locale, de les réunir et d'en faire le sujet de notre thèse.

Ce n'est pas un sujet tout à fait nouveau, mais l'accord entre les chirurgiens est encore loin d'être fait sur ce point et il nous a paru intéressant de mettre en lumière, certains détails relativement à la technique opératoire.

Nous remercions particulièrement ici M. le Docteur Lemaître, assistant à la consultation de chirurgie de l'hôpital Saint-Antoine à qui nous devons le sujet de notre thèse, pour les bons conseils qu'il nous a donnés et aussi pour l'intérêt qu'il nous a toujours porté. Nous lui en serons profondément reconnaissant. Nous remercions également M. le Docteur Leray chargé du service de radiographie à l'hôpital Saint-Antoine des nombreuses et si explicites radiographies qu'il a bien voulu mettre à notre disposition.

HISTORIQUE

Le traitement des fractures de l'olécrâne a déjà fait l'objet de nombreux travaux. Cependant comme le dit Desault, « il n'est pas de fracture dont le traitement ne soit hérissé de plus de difficultés que celle de l'olécrâne ». Il importe de remarquer combien fut lente l'évolution du traitement de ces fractures avant d'arriver à un mode précis et déterminé.

On peut en effet diviser — sinon au point de vue strictement historique, mais du moins purement rationnel — trois méthodes distinctes dans le traitement des fractures de l'olécrâne correspondant pour ainsi dire à trois étapes vers un mode plus parfait.

Dans la première méthode on cherchait surtout à coapter les fragments et on s'inquiétait alors surtout d'avoir une bonne restitution anatomique. Tous les appareils employés avaient pour but d'amener une consolidation par cal osseux, ce qui à cette époque était considéré comme un résultat exceptionnel. Tous les efforts des chirurgiens tendaient à éviter le cal fibreux qui devait nuire au fonctionnement ultérieur du membre.

Divers procédés étaient employés pour arriver à ce résultat dont les principaux encore usités étaient la contention en extention et flexion ou demi-flexion.

Une deuxième méthode vint alors s'ajouter à la première, et quelquefois la remplacer complètement dans certaines fractures de l'olécrâne simples et récentes : le massage.

Ce procédé n'eut plus surtout pour but de chercher à obtenir une coaptation parfaite avec retour anatomique normal, mais plutôt une consolidation, même avec cal fibreux avec retour à l'état physiologique, c'est-à-dire avec le meilleur fonctionnement ultérieur du membre et de l'articulation.

La troisième méthode, mixte pour ainsi dire, parce qu'elle a pour but en même temps la coaptation parfaite des fragments et un bon résultat fonctionnel, consiste en la suture osseuse avec massage et mobilisation précoces. A l'heure actuelle, il semble que dans les fractures de l'olécrâne, ce procédé soit le plus employé.

Divers travaux ont été publiés sur ce sujet ; les thèses de Gigon (1890), Springer (1890), Vercoustre (1893) ont été faites sur le traitement par suture osseuse. Cependant, il nous a paru bon de mettre au point certains détails particulièrement intéressants au point de vue du manuel opératoire.

ÉTIOLOGIE. — MÉCANISME

La principale cause des fractures de l'olécrâne est une chute sur le coude. D'après Malgaigne sur trente-cinq cas, cette cause est accusée vingt-sept fois. C'est donc le plus souvent par un traumatisme direct, soit par une chute sur le coude, soit par un coup porté violemment sur l'olécrâne que ce dernier se fracture. L'observation de Michaux (fracture de l'olécrâne par coup de sabre 1890) nous donne une idée de fracture par cause directe.

La contraction musculaire a aussi été incriminée, mais il semble que ce soit là un fait assez rare et sur les trente-cinq cas de Malgaigne, nous trouvons seulement trois cas attribués à cette action musculaire. Encore n'est-ce point une cause absolument prouvée et suivant ce dernier auteur, « les faits de ce genre ont besoin d'être soumis à une critique sérieuse ». Et analysant ces trois cas, Malgaigne en trouve seulement un concluant.

Il y a là, semble-t-il, une action beaucoup plus complexe, cette variété de fracture étant plutôt due à une action antagoniste de deux mouvements contraires ; la flexion et l'extension. Le membre, au moment où se produirait la fracture se trouverait alors dans une position intermédiaire de demi-flexion due à l'action inverse de deux muscles : le triceps et le biceps. Un mouvement brusque provoquerait alors une fracture de l'olécrâne.

On doit donc admettre que les fractures de l'olécrâne par contraction musculaire simple sont une rareté. La contraction du triceps a évidemment une action réelle dans le déplacement des fragments, mais elle n'agit qu'après le traumatisme. D'ailleurs les fibres arcifor mes et le surtout fibreux qui unissent l'olécrâne à l'extrémité inférieure de l'humérus entravent l'action du triceps et ce n'est que lorsqu'elles ont été complètement détruites que l'action musculaire peut se faire sentir.

En somme, les fractures de l'olécrâne sont dues presque toujours à une action directe, mais les fractures de cause indirecte semblent difficilement réalisables par contraction musculaire simple.

ANATOMIE PATHOLOGIQUE

La fracture de l'olécrâne peut siéger *au sommet, à la partie moyenne, à la base.*

La fracture du sommet est assez rare, elle est attribuée à l'arrachement de la couche corticale sur laquelle s'insère le tendon du triceps. Cependant, les insertions de ce muscle semblent être un peu plus étendues et on admet au contraire que ses insertions empêcheraient plutôt le déplacement. Il semble en effet que la contraction musculaire n'intervient qu'en second lieu, et « dans un cas de Tripier où ce rôle semblait réel, le coude avant de toucher terre avait heurté un objet anguleux (Rieffel *in* Le Dentu et Delbet).

La fracture de la partie moyenne est la plus fréquente, elle est due le plus souvent à une chute sur le coude, elle siège à l'endroit rétréci de la cavité signoïde et a une direction presque toujours horizontale ou légèrement ·oblique. Elle existe environ neuf fois sur dix.

La fracture de la base est assez rare, elle a une direction ·oblique de haut en bas.

Le trait de fracture commence quelquefois à la partie moyenne et se dirige obliquement jusqu'à la base. Le fragment comprend souvent la partie supérieure triangulaire de la diaphyse cubitale, ce qui lui donne

la forme d'un **V** dont la pointe peut quelquefois basculer
et venir perforer les téguments (observation II).

L'écartement des fragments dépend avant tout de l'inté-
grité du périoste et des trousseaux fibreux qui entourent
l'olécrâne. Comme nous l'avons dit, dans les fractures
du sommet, il est difficile d'admettre que la contraction
musculaire soit pour beaucoup dans le déplacement. Les
insertions du triceps sur la partie supérieure et sur ces
parties latérales paraissent en effet s'opposer au déplacement.

Dans les *fractures de la partie moyenne*, le déplacement
est très variable. Quelquefois considérable, quand l'appareil ligamenteux, périostique qui entoure l'olécrâne est
rompu, il est surtout du à la flexion du coude et aug-
mente avec celle-ci. Quand la coque fibreuse qui entoure l'olécrâne est intacte, le déplacement peut être nul,
il peut manquer d'autant plus que le ligament postéro-
interne de l'articulation du coude (ligament de Bardinet)
est intact. Dans certains cas, les tissus fibreux qui entourent l'olécrâne peuvent se rompre subitement à la
suite d'une exploration brusque et intempestive et l'é-
cartement peut augmenter subitement. C'est pourquoi
il est nécessaire d'être prudent dans les mouvements im-
primés à une articulation pour laquelle on soupçonne
une fracture de l'olécrâne.

Dans les *fractures de la base*, le déplacement est presque toujours assez léger ; l'olécrane est en effet fixé par les
ligaments latéraux à l'épicondyle et à l'épitrochlée. Cependant dans certains cas, le triceps peut soulever le
fragment inférieur qui vient alors basculer de façon à
perforer la peau en arrière.

SYMPTOMES

Les fractures de l'olécrâne sont généralement d'un
diagnostic assez facile. Si nous voyons le blessé peu de
temps après l'accident, il porte le bras dans une attitude
de demi-flexion ne pouvant ni l'étendre, ni le fléchir
complètement. Presque toujours, il maintient le coude
avec la main du côté opposé. L'articulation augmentée
de volume, présente des ecchymoses et est très douloureuse en quelqu'endroit qu'on la palpe. Ce sont en somme là des signes assez diffus qui existent dans toutes les
contusions du coude. Mais si on examine plus attenti-
vement, on sent à la palpation en arrière du coude une
saillie formée par le fragment de l'olécrâne attiré en haut
par le triceps. Il est facile de sentir entre les fragments
une encoche plus ou moins nette suivant que le surtout
fibro-cartilagineux a été rompu ou est resté intact.

Les mouvements de flexion sont encore jusqu'à un certain point possibles quoique très limités. Il n'en est pas
de même de l'extension qui la plupart du temps ne peut
se faire. Cependant, dans quelques cas, lorsque les tissus
fibreux qui entourent l'olécrâne sont intacts, les mouvements d'extension et de flexion peuvent se faire dans
une plus large mesure. Mais si dans ce cas, l'on provoque
des mouvements forcés à l'articulation, les liens fibreux

se rompent, et les mouvements d'extension ne peuvent se produire.

On peut — mais on a aucun intérêt à le faire, car on pourrait comme nous venons de le voir rompre le surtout fibreux s'il existait encore —, réduire ou augmenter l'écart entre les fragments en provoquant de légers mouvements d'extension et de flexion de l'avant-bras sur le bras.

En prenant entre le pouce et l'index les deux fragments supérieur et inférieur, on peut les rapprocher momentanément et sentir la crépitation osseuse.

Un point qui peut être important pour le traitement, c'est de savoir si les attaches fibreuses de l'olécrâne sont tout à fait rompues ; il est facile de s'en assurer en mobilisant latéralement les fragments de manière à sentir s'ils sont complètement libres l'un sur l'autre.

Le diagnostic devient beaucoup plus difficile si l'on examine le malade plusieurs jours après l'accident au moment où l'épanchement articulaire et péri-articulaire est à son maximum, et où la région tuméfiée présente un gonflement intense. La palpation très douloureuse est souvent impossible. Une ecchymose considérable s'est produite qui siège presque toujours du côté interne et suit la gaine des vaisseaux se rendant parfois jusqu'à l'aisselle. On peut voir également siégeant dans la région du coude une ou plusieurs phlyctènes.

Dans les fractures ouvertes où l'on n'aura pas à redouter l'épanchement intra-articulaire, on pourra en se reportant à la cause et au point vulnérant trouver aisément le siège de la fracture.

Loiseau.

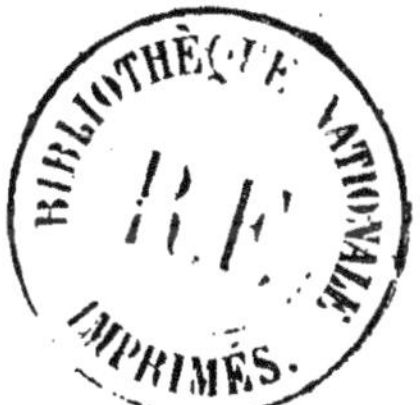

2.

Dans certains cas, on sent immédiatement sous la peau et prêt à la perforer un fragment qui présente une extrémité aiguë et qu'on peut jusqu'à un certain point réduire en le comprimant avec les doigts Il s'agit alors d'une fracture de la base, l'olécràne attiré en haut par le triceps ayant effectué un mouvement de bascule, la pointe du fragment supérieur ainsi placé est sur le point de percer la peau. La surface de fracture se trouve à angle droit par rapport à la surface correspondante du cubitus.

Nous avons vu qu'au début, on pouvait facilement confondre une fracture de l'olécrâne avec une contusion simple du coude. Il faut attendre quelquefois plusieurs jours, alors que le gonflement péri-articulaire a complètement disparu pour pouvoir affirmer une fracture. Cependant souvent dès les premiers jours une ecchymose transversale peut suffire pour le diagnostic.

L'entorse du coude présente aussi un gonflement considérable, mais elle a ses points douloureux très nets au niveau de l'insertion des ligaments.

Les fractures de la tête radiale se distinguent aussi des fractures de l'olécrâne, en ce qu'il est possible de sentir la crépitation osseuse en appuyant sur la tête du radius en même temps qu'on imprime à l'avant-bras de légers mouvements de pronation et de supination.

Dans les fractures de l'extrémité inférieure de l'humérus, le coude est élargi dans le sens antéro-postérieur. On sent en avant la saillie du fragment supérieur.

En arrière, il se produit une élévation des saillies olécrâne, épicondyle et épitrochlée, mais ceux-ci ont conservé leurs rapports normaux. Ces saillies en effet sont toujours dans la demi flexion, situées sur une même ligne.

Enfin dans tous les cas, où le diagnostic sera douteux, on aura recours à la radiographie qui permettra de faire un diagnostic sûr et d'instituer un traitement précoce.

EVOLUTION, MARCHE, PRONOSTIC.

Les fractures de l'olécrâne guérissent quelquefois par un cal osseux mais presque toujours par un cal fibreux lorsqu'elles ont été traitées par les méthodes d'immobilisation ordinaires. La consolidation se fait en vingt-cinq ou trente jours et sauf dans la suture, le cal osseux est l'exception. Lorsque le déplacement est fort considérable, le cal fibreux peut être assez serré pour ne pas nuire au bon fonctionnement du membre. Mais lorsque l'écart entre les fragments dépasse trois ou quatre millimètres, le cal fibreux peut amener une gêne dans les mouvements, surtout pour l'extension.

Les complications des fractures de l'olécrâne peuvent résulter, en dehors de la communication avec l'extérieur, d'une arthrite ou péri-arthrite et de l'ankylose consécutive. L'atrophie des muscles peut également se produire, elle est due à l'épanchement sanguin infiltré dans les gaines musculaires, et a l'immobilisation consécutive au traumatisme.

Le pronostic de ces fractures est généralement bénin. Bien traitées, elles peuvent guérir avec un résultat fonctionnel assez bon, mais toujours excellent lorsqu'on a affaire à un cal osseux, la longueur du cal fibreux étant souvent un obstacle au bon fonctionnement ultérieur du membre. D'après Hamilton, la restitutio ad integrum peut être obtenue deux fois sur cinq ; on peut à notre avis obtenir mieux et si nous écartons l'observation (II) où nous avions affaire à une dislocation complète du coude, nous voyons six restitutio ad integrum sur six cas.

EXAMEN DES DIVERS TRAITEMENTS EMPLOYÉS DANS LES FRACTURES DE L'OLÉCRANE.

Un procédé — qui a été très employé est celui de *l'extension complète.* — Au premier abord il semble convenir le mieux pour rapprocher les fragments. Beaucoup d'appareils ont été imaginés. Duverney se contentait d'entourer le coude d'un huit de chiffre peu serré en se gardant de presser sur l'olécrâne. Desault tout en maintenant le bras en extension, après avoir rapproché les fragments entre le pouce et l'index les maintenait aussi par un bandage en huit de chiffre, une attelle étant placée sur la face antérieure de l'avant-bras. La méthode d'immobilisation en extension surtout préconisée en Angleterre fut ensuite appliquée en France. Mais si elle paraît coapter les fragments le mieux possible, elle n'en est pas moins à beaucoup de points de vue une méthode défectueuse.

D'abord (thèse de Springer) «le relâchement du triceps n'est pas obtenu ; la contraction du biceps et du brachial antérieur n'est plus contrebalancée par la résistance de l'olécrâne et l'antagonisme du triceps, et elle amènera d'autant plus facilement l'extrémité inférieure de l'humérus dans l'intervalle des fragments que les deux segments du membre forment déjà un angle entre eux. »

De plus l'immobilisation doit être forcément très longue

les muscles s'atrophient et il s'ensuit une impotence fonctionnelle quelquefois très grande. Mais le défaut principal de cette méthode consiste en ce qu'elle aboutit souvent à une ankylose partielle de l'articulation en position très défectueuse. La fracture de l'olécrâne s'accompagne en effet d'un épanchement sanguin intra-articulaire assez considérable. Dans cette méthode, si les fragments sont bien en contact, l'articulation est fermée emprisonnant les caillots. Ceux-ci s'organisent ce qui aboutit naturellement à un certain degré d'ankylose due aux adhérences produites entre les ;surfaces articulaires.

D'ailleurs, si dans ce procédé, la consolidation osseuse s'observe parfois, il est plus fréquent de trouver un cal fibreux et la pseudarthrose n'est point rare : elle est due à la contraction du triceps qui malgré tout écarte les fragments et entre lesquels les caillots sanguins viennent s'interposer. Il y a donc un double péril à redouter : l'atrophie musculaire avec ankylose en position vicieuse et la pseudarthrose et c'est avec raison que Lister disait : « Autant vaudrait presque pour le malade avoir un membre de moins que de garder un coude à articulation folle ou en ligne droite ».

Malgaigne disait lui-même : « Il y a dans tous ces procédés et dans la méthode elle-même deux inconvénients. Le premier consiste dans l'embarras de porter le membre pendant et alourdi par l'appareil, le second est l'impossibilité d'imprimer des mouvements au membre sans défaire tout l'appareil ».

Il en est de même de deux autres méthodes en *flexion légère et demi-flexion*.

Cette dernière méthode aujourd'hui délaissée était surtout employée dans le cas où l'ankylose était impossible à éviter, par exemple dans le cas où la fracture survenait chez un sujet atteint de tumeur blanche du coude ou chez un arthritique. Cette méthode ne pouvait donner que de mauvais résultats. En effet elle ne permet pas le rapprochement des fragments et au contraire elle exagère l'écart qui existe primitivement entre eux. De plus l'épanchement intra-articulaire persiste avec toutes ses conséquences.

La méthode de flexion légère a de même été préconisée, mais elle n'a sur les méthodes précédentes aucun avantage, elle ne permet pas non plus le rapprochement entre les fragments et l'ankylose est presque aussi redoutable que dans l'expansion complète.

Toutefois dans la position de flexion divers moyens étaient employés pour rapprocher les fragments. On se servait de bandes de diachylum qui passant sur l'olécrâne venaient se rejoindre à la partie antérieure du bras.

Au besoin on appliquait sur les fragments à rapprocher un tampon d'ouate qui était maintenu par la bande. De même on employait des attelles plâtrées et enfin, comme moyen de contention directe la griffe de Malgaigne.

Dans tous ces procédés, la préoccupation constante du chirurgien était la mobilisation du membre et la crainte de l'atrophie musculaire.

De là est née une troisième méthode : le *massage*.

Le massage, surtout dans les fractures simples récentes a été défendu dans la thèse de Bellin (Lyon 1891). Recherchant les causes de l'ankylose dans les fractures de l'olécrâne cet auteur examinant les diverses causes d'atrophie musculaire attribue avec M. le Professeur Tripier cette atrophie à « des épanchements qui s'organisant sur place produisent un tissu de sclérose qui étouffe à la fois les éléments nerveux et les éléments musculaires ». Le massage aurait pour but de fragmenter, de dissocier l'épanchement sanguin et d'en faciliter la résorption par voies veineuse et lymphatique.

Dans les fractures de l'olécrâne sans déplacement, ou même avec un déplacement faible, dans les fractures du sommet où l'insertion du triceps intacte maintient entre eux les fragments, le massage nous semble la méthode de choix. Mais dans la majorité des cas, le massage ne donne qu'une mauvaise consolidation.

Avec le massage en effet, le cal est toujours fibreux, ce qui à notre avis n'est qu'un pis aller. Si celui-ci est court, les mouvements peuvent être très bons et le résultat fonctionnel presque parfait. Mais il arrive le plus souvent que le col long et mince soit un obstacle au fonctionnement ultérieur. A. Cooper disait que la faiblesse des mouvements était en raison directe de la longueur du col. Parfois on est obligé d'ouvrir l'articulation pour faire la suture tardive.

Nous citerons dans ce sens l'observation suivante de Monnier (Annales de chirurgie et d'orthopédie 1898) dans laquelle aucun des moyens de traitement décrits ci-dessus ne donna de résultats et où la suture osseuse fut pratiquée secondairement avec un résultat parfait :

« Cal..., chef cuisinier, 26 ans, homme vigoureux, tombe le 13 décembre 1896, dans un escalier: le coude droit porte sur le coupant d'une marche au niveau de la base de l'olé-crâne ; immédiatement le coude gonfle, le bras s'engourdit et devient impotent.

Au troisième jour, nous voyons le malade ; il a nettement une fracture transversale de l'olécrâne à son point de jonction avec l'extrémité supérieure du cubitus; l'écartement est de 6 à 8 millimètres.

Avant toute intervention sanglante, nous préférons avoir recours à la méthode de traitement des fractures articulaires par le massage quotidien, le bras étant porté en écharpe dans la position intermédiaire entre la flexion à angle droit et l'extension, la première augmentant notablement l'écartement des fragments.

- Au bout de quinze jours, il n'y avait qu'un peu de diminution de l'épanchement mais l'impotence était aussi complète et l'écartement avait augmenté. La suture osseuse est résolue.

12 décembre. Antisepsie soignée la région : incision de 5 à 6 cent. postérieure ; issue d'un flot de synovie rougeâtre : trait de fracture très net ; écartement de 12 à 15 millimètres. Lavage de la cavité articulaire avec une solution de sublimé au 1000ᵉ, forage de deux trous, de telle sorte que les fils d'argent, passent sous l'encroûtement cartilagineux de la grande cavité sigmoïde ; ces trous sont à 8 ou 10 millimètres de distance. Lavage abondant du foyer de fracture pour enlever les bavures du forage. Un aide maintient l'olécrâne bien appliquée sur le cubitus, le coude étant fléchi à angle droit : entortillement des chefs des deux anses métalliques, dont les extrémités sont rabattues et martelées sur l'os, de telle façon que le doigt passé sur elles les sent à peine et même ne les sent plus du tout quant le périoste est ramené sur elles et la peau suturée ; pas de drainage. Pansement iodoformé et compression ouatée ; un appareil plâtré **immobilise le bras à angle droit.**

Les suites de l'opération ont été des plus simples, pas la moindre fièvre ; localement indolence absolue, à part quelques élancements pendant 36 heures.

Le 8ᵉ jour, 1ᵉʳ pansement, pas d'épanchement intra-articulaire ; mouvements passifs aisés, on atteint sans peine l'angle aigu, l'extension s'arrête à 160°. Le 11ᵉ jour on enlève les fils de la suture, et on commence la mobilisation passive de la jointure ; seule du reste l'extension présente de la raideur.

Le 20 janvier, 3 mois après l'intervention le malade à la permission de se servir de son bras, massages du biceps qui, un peu rétracté, gêne l'extension complète ; 8 jours plus tard, il portait des fardeaux et à la date du 3 février, exactement 34 jours après la suture, il se servait de son bras comme il le fait maintenant ».

« L'échec du massage a été absolu, dit ensuite M. Mon-
« nier, car il est parfaitement légitime qu'en persistant
« dans cette voie, on marchait à la pseudo-arthrose,
« c'est-à-dire à un cal fibreux démesurément long par
« suite de l'ascension de l'olécrâne. Donc une première
« conclusion à tirer de ce fait, c'est que le massage peut
« dans certains cas ne donner aucun résultat.

« Restait donc, si nous avions voulu nous borner aux
« anciens traitements : l'immobilisation. Mais comment
« placer l'avant-bras ? A angle droit ? C'était comme
« ci-dessus la consolidation avec long cal fibreux et
« impotence. A angle obtus ? C'était encore l'impoten-
« ce, car l'abondant épanchement de sang et de synovie
« du coude et la limitation des mouvements actifs au
« quinzième jour devaient faire craindre une ankylose du
« coude en situation vicieuse. En somme résultat mau-
« vais dans toutes ces façons de procéder.

« Par contre la suture en amenant un cal osseux parfait
« a été le seul traitement qui selon toute probabilité a per-
« mis au malade de récupérer la totalité de ses mouve-
« ments et cela très vite ».

Cette observation et la critique qui fait suite nous montrent donc combien il eût été plus utile de faire immédiatement la suture de l'olécrâne.

D'ailleurs un des défenseurs du massage, M. Lucas
Championnière, n'a-t-il pas lui-même délaissé ce traitement
dans les fractures de la rotule et de l'olécrâne. Parlant
des fractures de la rotule. M. Lucas Championnière écrit:
« J'ai eu quelques occasions de pratiquer le massage et
« je dois avouer qu'après expérience faite, je crois que ce
« doit être à peu près la seule fracture pour laquelle le
« massage n'a pas sa raison d'être. Pour être plus juste,
« je crois qu'il y a un mode de traitement de ces fractures
« tellement supérieur à tous les autres modes de traite-
« ment qu'il faut les mettre de côté pour celui-ci...

« Il (le massage) ne peut faire que les muscles désin-
« sérés soient réinsérés, que la continuité de la colonne
« de soutien soit rétablie et que les conditions générales
« de solidité du membre soient restituées dans leur inté-
« grité ».

M. Lucas Championnière en arrive à préconiser la
suture immédiate de la rotule et parlant des fractures
de l'olécrâne : « Je ne connais à ce traitement, dit-il,
« qu'un inconvénient. C'est une déformation du mem-
« bre et une atrophie assez malheureuse des muscles
« de l'avant-bras. On l'éviterait certainement avec la
« suture immédiate de l'olécrâne »,

LA SUTURE OSSEUSE

Nous venons de voir d'autre part, par l'examen des divers procédés employés contre les fractures de l'olécrâne qu'aucun d'eux ne donnait pleine satisfaction et que la suture osseuse semblait devoir être le traitement de choix. — Examinons donc maintenant ce procédé :

La suture osseuse employée pour la première fois par Lister en 1873 est à l'époque actuelle un moyen de traitement à peu près universellement reconnu. Il consiste essentiellement à rapprocher les fragments osseux par un ou plusieurs fils qui sont presque toujours des fils métalliques.

Depuis l'opération de Lister, la suture osseuse s'est multipliée et avec les progrès de l'asepsie, le danger d'ouvrir une articulation est maintenant absolument illusoire.

Pendant longtemps on employa la suture seulement dans les fractures de l'olécrâne anciennes contre lesquelles les autres moyens de traitement avaient échoué. On était alors obligé d'ouvrir ultérieurement l'articulation, de sectionner un cal fibreux aminci ou même d'aviver les fragments osseux à la suite d'une pseudarthrose.

NOMS des chirurgiens	DATE des opérations	OBSERVATIONS	Position du membre et date de mobilisation	RÉSULTATS
Lister	28 mars 1873	Suture, 5 mois après l'accident un fil métallique enlevé 7 semaines après.	Mobilisations tardives En extension	Le membre a récupéré plus tard son ancienne valeur.
Lister	20 mars 1878	Suture 7 semaines après l'accident; un fil qu'on ne put enlever complètement.		A repris son ancien métier quelques mois après l'opération.
Cameron et Henry Smith	1880			
Rose	3 avril 1880	Suture 4 mois après; lavage de l'articulation; un seul fil enlevé 5 semaines après; drainage.		Bon résultat. Réunion osseuse six jours après l'ablation du fil.
Mac Cormak	6 janvier 1881	Deux fils d'argent sortant par la plaie cutanée; décollement périosté.		Réunion osseuse, puissance d'extension complète, mais redressement pas absolu Usage du membre aussi bon.
Lister	28 juillet 1881	Fil laissé en place, le nœud aplati sur le cubitus; avivement des fragments comme dans ses deux premières.	Mobilisé le 30ᵉ jour	Résultat excellent.
Walsh	1882			Bon résultat.
Laver	6 novembre 1881	Un fil rompu en le retirant, extrait plus tard.	Extension droite pendant 4 mois.	Malgré la rougeur de l'immobilisation, la puissance fonctionnelle était complète.
Ollier	5 juin 1882	Deux fils entravant le cubitus formant une anse entravant les fragments. Drainage.	Mobilisation rapide.	Dans la chute que fit le malade en se suicidant, il se produisit une 2ᵉ fracture au-dessous de la première, preuve manifeste de l'excellence du résultat.

NOMS des chirurgiens	DATE des opérations	OBSERVATIONS	Position du membre et date de mobilisation	RÉSULTATS
Clark	17 avril 1883	Petit fragment supérieur, suture tenant par le tendon. Drainage, fil saillant enlevé 23 jours après, se brise, puis est retiré plus tard.	Mobilisation le 30e jour.	Pas de col osseux, malgré cela le bras est aussi fort que l'autre
Gagnoll	1883			Bon résultat.
Beauregard	1883			id.
Lexier	1584	Aucun détail.		id.
Jessop	2 mai 1886	Aucun détail.		Aurait eu un succès,
Mac Kormak et Edin	27 août 1885	Décollement du périoste. Drainage.	Extension.	Guéri 3 semaines après. Extension et flexion complètes.
Rushton Parker	1885	Un fil incomplètement retiré.		Mouvements complets un an après. Assez bon résultat.
Fraipont	1887	Nettoyage à fond des caillots inter-fragmentaires et de l'articulation. 1 fil aplati sur l'os.	Extension forcée, mobilisation 5 semaines après.	Réunion osseuse, recouvra les mouvements par le massage au bout de 2 mois.
Maulek	5 août 1887	Un fil fort. Fracture communicative.	Longue mobilisation, accident syphilisique	Réunion osseuse, extension du bras.
Symyes	1888			Bon résultat.
Dezeaureau	10 janvier 1888	Lavage de l'articulation, fil aplati sur l'os.	Mobilisation le 25e jour.	Retour complet de mouvements 2 mois après.
Mocker	1888			Résultat satisfaisant.
Rushton Parker	1889	Abcès sous la suture cutanée ; il fallut débrider et retirer ce fil.		Mouvements revenus partiellement le 10e jour, entièrement le 15e jour.
Michaux	2 mai 1890	Deux fils enlevés le 38e jour par une incision cutanée.	Extension pendant un mois.	Cal osseux, guéri après un mois et demi.
Mouley	1890			Bon résultat.

NOMS des chirurgiens	DATE des opérations	OBSERVATIONS	Position du membre et date de mobilisation	RÉSULTATS
Causali Berger	1890 12 mars 1891	Lavage de l'articulation, ablation des caillots et des trousseaux fibreux inter-fragmentaires, fils aplatis sur l'os.	Extension ; mobilisé le 27° jour.	Bon résultat. Diminution légère de l'extension, soulevé 200 kilogs comme auparavant.
Michaux	21 mars 1892	Caillots nombreux, trachés fiévreuses, toilette de l'articulation, 2 fils.	Mobilisé le 7° jour.	Sorti le 13° jour se servant avec précaution de son bras.
Michaux	22 mars 1892	Fracture verticale séparant le fragment supérieur, suture du fragment externe très petit à l'interne, fil à demeure.	Mobilisé le 10° jour.	Sorti le 10° jour, les mouvements se font bien, olécrane solide.
Vercoustres	10 janvier 1893	Fragment supérieur fragile ; 3 pointes de catgut sur des parties fibreuses dépendant de l'insertion du triceps.	Id.	Exécute tous ses mouvements le 16° jour.
Reverdin	1893	Deux fils.	Mobilisé le 22° jour, en 1/2 flexion.	Puissance complète 2 mois après.
Tachard	Avril 1894	Opération sous-périostée Drainage extra-articulaire.	Extension puis 1/2 flexion.	Le 13° jour mouvements limités, col osseux, a récupéré tous les mouvements.
Schwartz	30 juin 1593	Interposition des parties molles inter-fragmentaires.	Mobilisé le 18° jour.	Résultat parfait.
Roux de Brignoles	9 octobre 1893	Intervention s/ périostée. Drainage pendant 48 heures. Suture cutanée secondaire.	En extension, mobilisé le 10° jour.	Guéri le 30° jour ; puissance complète, col osseux.
Id.	10 mars 1894	Suture s/ périostée pas de drainage.	Mobilisé le 8° jour.	Col osseux guéri le 28° jour, puissance complète.
Id.	21 août 1894	Id.	Mobilisé le 7° jour.	Col osseux guéri le 20° jour puissance complète.
Id.	17 février 1895	Id.	Mobilisé le 10° jour.	Col osseux guéri le 25° jour, puissance complète.
Schwartz	Décembre 1895	Suture le 3° jour.	Mobilisé le 18° jour.	Fonction du membre parfait.

Les premières opérations de Lister, (28 mars 1873. 20 mars 1878), de Rose (3 avril 1880) furent faites respectivement cinq mois, sept semaines, et quatre mois après l'accident, avec de bons résultats à une époque où il semblait encore un peu téméraire d'ouvrir une articulation.

Et si nous examinons le tableau ci-joint dû à M. Roux de Brignoles (Archives provinciales de chirurgie) nous voyons depuis 1873 jusqu'en 1895 une série de 37 cas avec des résultats qui sont tous satisfaisants. La plupart des malades ont récupéré la totalité de leurs mouvements, ce qui suffirait à légitimer la valeur de ce mode de traitement. Depuis, la suture osseuse a été pratiquée, fréquemment. Nous apportons une série de six observations inédites qui ajoutent encore par le résultat obtenu un appoint sérieux en faveur de la suture.

Discussions des objections faites à l'emploi de la suture osseuse dans les fractures de l'olécrâne.

On a fait à l'emploi de la suture osseuse dans les fractures de l'olécrâne diverses objections. M. Bellin dans sa thèse semble avoir été particulièrement sévère pour ce procédé. Que reproche-t-il en effet à la suture ?

1° « Elle ne remplit pas toutes les indications, elle permet bien d'évacuer le sang de la cavité articulaire, mais « elle laisse subsister l'épanchement musculaire et ainsi « ne fait rien pour prévenir l'atrophie secondaire ».

2° « Elle peut même favoriser cette atrophie en nécessitant une immobilisation assez prolongée, soit pour la

« guérison de la plaie extérieure, soit pour la consolida-
« tion et la suture ».

On peut répondre à ces deux critiques, que la crainte
de l'atrophie secondaire peut être évitée par la mobilisation précoce et que dans toutes les fractures de l'olécrâne, traitées par la suture osseuse, la mobilisation peut
et doit être faite dans les premiers jours de la suture.
D'autre part, le massage peut être pratiqué lui-même
vers le douzième jour, temps nécessaire pour la guérison
de la plaie extérieure qui n'est pas elle-même un obstacle
à la mobilisation. Nous verrons dans les observations
combien fut rapide la mobilisation passive de l'articulation.

3° « Cette opération nécessite l'emploi de l'anesthésie
« c'est un risque que l'on fait courir à la vie du malade,
« bien inutilement, pour une lésion qui ne la menace
« nullement ».

Cette objection pourrait en somme être faite à toutes
les opérations, si bénignes soient-elles qui nécessitent
l'emploi de l'anesthésie générale. Mais si toutefois on
admet la possibilité de la syncope chloroformique dans
la suture de l'olécrâne, nous ferons remarquer que
l'anesthésie générale n'est nullement nécessaire et qu'un
anesthésique local comme la cocaïne, la stovaïne ou la
novo-caïne est suffisant. Les cas que nous publions furent
opérés à la cocaïne locale et l'on a pu se rendre compte
combien l'opération fut rendue facile. Depuis en effet
que M. le Professeur Reclus a donné à l'anesthésie locale
un si grand essor, et a précisé cette méthode, il est pos-

sible de pratiquer des opérations qui semblaient impossibles sans le secours de l'anesthésie générale

4° « Elle nécessite l'intervention d'un chirurgien ha-
« bile, bien outillé, et assisté d'un personnel spécial,
« soit pour l'anesthésie, soit pour l'aider au cours de
« l'opération. »

Nous venons de voir par la critique que nous avons faite à l'objection précédente, qu'il n'est pas besoin d'aide pour faire l'anesthésie. D'autre part, si la présence d'un chirurgien habile ne peut que rendre l'opération plus sûre, il est juste de remarquer que tout médecin un peu exercé peut pratiquer cette opération. Lister (in thèse Springer). lui même n'a-t-il pas dit qu'un étudiant de première année pouvait la faire aussi bien que lui ? Tout médecin de campagne doit pouvoir faire la suture osseuse de l'olécrâne et si un aide peut faciliter l'opération on doit pouvoir à la rigueur opérer seul.

Quant aux instruments nécessaires, nous verrons dans le manuel opératoire qu'ils sont extrêmement simples et peu nombreux.

5° « Au cours de l'intervention sanglante, il peut être
« commis des fautes contre l'antisepsie quelques soins
« que l'on puisse prendre pour l'observer rigoureusement :
« les conséquences peuvent en être des phénomènes d'ar-
« thrite plus ou moins grave aboutissant à l'ankylose,
« à la nécessité d'amputer et même à la mort. »

Cette objection a considérablement perdu de sa valeur ; on ne parle plus d'antisepsie, il s'agit maintenant d'asepsie dont les règles sont l'A B C. de toute éducation chirurgicale.

Et si jadis il fut téméraire d'ouvrir une articulation et M. Bellin dans sa thèse se base sur une statistique de suture dont les fractures de la rotule donnant, sur 88 cas, 5 morts, 2 suppurations, 15 ankyloses, et 66 succès plus ou moins complets, il est permis de penser qu'en observant les règles de l'asepsie, ces morts et divers insuccès peuvent être facilement évités.

6· « La suture osseuse n'a que le but de rapprocher « les fragments pour obtenir un cal osseux ; outre que « ce résultat est loin d'être assuré, il n'est pas d'une « importance suffisante pour faire courir au malade les « risques de l'ankylose de l'amputation et même de la « mort ».

Dans la suture bien faite, le cal osseux est toujours assuré, et comme nous l'avons déjà dit, il suffit d'un massage, d'une mobilisation faits le plus tôt possible pour éviter l'ankylose. Quant à l'amputation ou à la la mort on ne peut vraiment y songer dans une opération aseptique.

M. Bellin reconnaît que la présence de fragments osseux libres dans l'articulation est une indication « d'ouvrir l'articulation pour la nettoyer et terminer par la suture osseuse. »

Tout en reconnaissant que cet argument ne manque pas de valeur, il prouve que « la grande rareté de ce fait ne saurait généraliser le mode d'intervention qui lui est particulier. » Et il admet qu'il sera toujours temps de pratiquer plus tard la suture osseuse.

Nous remarquons que maintenant la présence de fragments osseux dans une articulation peut facilement être, en cas de doute révélée par la radiographie.

Et en effet, le seul traitement dans ce cas est l'ouverture de l'articulation suivi de la suture osseuse.

Nous admettrons d'autre part qu'il est utile pour le résultat fonctionnel futur de les enlever le plus tôt possible après l'accident, et si l'on envisage la possibilité d'une opération ultérieure, combien plus simple cette opération devient si elle est faite immédiatement. Nous avons eu l'occasion de voir enlever (Observation VI) un fragment osseux libre dans l'articulation avec résultat fonctionnel parfait.

INDICATIONS OPÉRATOIRES

De ce qui précède, nous voyons que la suture osseuse est le traitement de choix dans la majorité des cas, suture osseuse suivie de mobilisation passive quotidienne très précoce du troisième au cinquième jour.

Admise sans contestation dans les cas de fracture ouverte (Lejars : Traité de chirurgie d'urgence) elle l'est également dans tous les cas où la radiographie a fait percevoir ou soupçonner un ou plusieurs fragments osseux intra-articulaires.

Pour nous, nous la conseillons également dans toutes les fractures olécrâniennes dont la radiographie du coude prise en demi-flexion donne un écartement supérieur à deux ou 3 millimètres.

Elle nous semble complètement inutile dans les fractures sous-périostées et discutable dans les fractures dont l'écartement est égal ou inférieur à 3 millimètres.

Comment convient-il de faire la suture osseuse ?

Dans une fracture avec de tout petits fragments un fil peut suffire la plupart du temps. Mais pour bien coapter les fragments, deux fils seront nécessaires dans la majorité des cas. Ces fils seront toujours des fils métalliques qui seuls peuvent être assez solides pour maintenir entre eux les fragments osseux et pour permettre des mouvements passifs précoces.

« Les fils résorbables (Berger in-Thèse Springer) soit
« pour faire une suture périostique, soit la suture os-
« seuse, se relâchent trop vite pour que l'on puisse comp-
« ter sur un maintien efficace par ce moyen. Les autres
« fils non résorbables, soie, crins de Florence, présentent
« au point de vue de la suppuration les mêmes incon-
« vénients que le fil métallique sans offrir les mêmes
« garanties de solidité ».

Longtemps on enleva les fils de l'articulation et Michaux en 1890 enleva les 2 fils de la suture par une incision cutanée le 38e jour. A l'époque actuelle, avec le progrès de l'asepsie il n'est plus nécessaire d'enlever les fils. On a reconnu en effet qu'ils constituaient un corps étranger absolument inoffensif.

Dernièrement en Amérique on a essayé un nouveau procédé de suture osseuse : l'enchevillement (*The Lancet* 23 janvier 1909). Il consiste essentiellement en une vis qui maintient le fragment supérieur à l'inférieur, traversant les deux fragments.

Mais, d'après l'avis même de l'auteur le procédé est médiocre. En effet : 1° Les chevilles « métalliques intra-
« osseuses amènent la résorption de la substance os-
seuse compacte qui les entoure.

2° Cette résorption à son tour diminue la solidité de la cheville métallique intra-osseuse et conduit plus facilement à sa rupture dans un effort subit de même qu'à un commencement d'expulsion de la vis et à un début de séparation des fragments.»

Et cet auteur revient à la suture osseuse avec fils métalliques et non résorbables qui doit être faite aussitôt que possible après l'accident.

TECHNIQUE OPÉRATOIRE

Quand on voit un malade chez lequel on soupçonne
une fracture de l'olécrâne par un examen clinique que
nous conseillons d'être relativement peu approfondi de
peur d'aggraver les lésions, la première chose à faire est
d'obtenir une radiographie du coude de face et de profil.
Nous insistons sur le point de ne pas faire de mouvements de flexion ni d'extension de peur de provoquer de
nouveaux dégâts anatomiques en déchirant les fibres cap-
sulaires et en augmentant l'écartement des fragments et
l'épanchement sanguin intra et extra-articulaire. Au
contraire nous conseillons d'immobiliser le coude dans
un pansement ouaté légèrement compressif ; c'est alors
que si la radiographie montre la nécessité de l'intervention on doit opérer à moins toutefois que des phgyctènes
trop considérables ne soient venues se faire jour à la
peau auquel cas il vaut mieux encore ajourner l'intervention.

Il est de toute évidence que les mains du chirurgien,
de ses aides et du champ opératoire devront être asepti-
sées avec un soin méticuleux. De cette asepsie dépendra l'a-
venir de l'articulation. Il est inutile d'entrer dans les détails qui sont communs à toute intervention chirurgicale aseptique.

L'instrumentation sera aussi simple que possible : quelques pinces de Kocher, une paire de ciseaux, un bistouri, une aiguille de [Reverdin, un sonde canelée, bref l'instrumentation banale d'une petite intervention. Seuls un perforateur à main, une petite curette mousse, quelques fils d'argent ou de bronze d'aluminium, une seringue en verre de deux centimètres cubes et deux aiguilles de platine en formeront l'arsenal spécial.

La position à donner au malade est un peu particulière; il sera placé dans le décubitus dorsal, le coude à opérer plié à angle droit au-dessus de la face, maintenu dans cette position par un aide quelconque qui aura pour mission d'étendre ou de fléchir le coude suivant les indications. Un aide aseptique sera utile mais non indispensable.

La région du coude tant antérieure que postérieure a été aseptisée, passée à l'alcool ; des champs opératoires la protègent en ayant soin toutefois de bien les fixer circulairement par une pince ou autour du bras, ou autour de l'avant-bras pour qu'ils ne puissent glisser dans les mouvements qu'il sera nécessaire de provoquer.

Premier temps : *Anesthésie*. Dans les six interventions, pour fracture de l'olécrâne que nous avons vu faire, l'anesthésie locale a toujours été employée. Les malades n'ont accusé aucune douleur et il ne s'est jamais produit d'accident toxique, Aussi il nous semble intéressant d'insister sur la technique suivie pour obtenir cette anesthésie complète. A notre connaissance, jamais il n'avait été fait de suture de l'olécrâne sans anesthésie générale.

La solution employée était à 1 pour 300, ce qui expli-

que que l'on ait pu injecter jusqu'à vingt-cinq centimètres cubes correspondant à huit centigrammes de chlo-
rhydrate de cocaïne. D'ailleurs l'application d'un garrot à
la partie supérieure du bras empêchait la cocaïne in-
jectée de pénétrer dans le torrent circulatoire, donnant
en même temps l'avantage d'opérer d'une façon exsan-
gue. De plus une quantité considérable de cocaïne
s'échappait des tissus lors de l'intervention et le retrait
du garrot avant la suture de la peau produisait une hémorragie veineuse, — les quelques artérioles étant immédiatement pincées, — qui chassait la quantité relativement minime de toxique absorbé dans le torrent circulatoire malgré la stase. En outre une injection de vingt
centigrammes de caféïne était faite dans la cuisse du
malade au début de l'anesthésie. C'est ce qui explique
ce fait qu'aucun des six malades ainsi opérés, parmi lesquels se trouvaient deux femmes pusillanimes, n'aient
éprouvé aucun des symptômes habituels de l'intoxication
cocaïnique et aient pu se lever immédiatement après
l'opération pour regagner leur demeure.

La cocaïne a été employée dans les six cas. mais il est
évident que l'on aurait pu aussi bien se servir de stovaïne ou de novocaïne dont la toxicité moindre exigerait
peut-être des solutions plus concentrées. Cette anesthésie
locale semble actuellement entrer dans la pratique de la
chirurgie des membres. M. le Professeur Quenu se sert
de ce mode d'anesthésie dans la réduction des luxations
et des fractures. Peut-être même, pourra-t-on aller plus
loin et arriver à faire des cerclages de rotule et des sutu-
res osseuses plus importantes. Nous avons vu faire ain-

si par M. le docteur Lemaître la résection d'un cal
osseux solidarisant le radius et le cubitus à la suite d'une
fracture de ces deux os consolidés vicieusement.

Il sera préférable d'avoir une seringue stérilisable de
deux centimètres cubes et une aiguille en platine de quatre centimètres de long environ. La première piqûre
est seule douloureuse, elle se fait à quatre centimètres
au-dessous de la pointe de l'olécrâne, l'aiguille dirigée
transversalement par rapport à l'axe du membre, d'abord
en dedans, puis en dehors en injectant un centimètre
cube de chaque côté du point piqué. De telle sorte que
nous avons ainsi un tracé anesthésié transversal de huit
centimètres de longueur. Des deux points extrêmes de
cette ligne, on continue un tracé anesthésiant descendant sur la partie inférieure du bras et la partie supérieure
de l'avant-bras sur une longueur de dix à douze centimètres. On réunit ensuite l'extrémité inférieure de ces
deux lignes par un autre tracé transversal et parallèle au
premier, de façon à former un rectangle de huit et douze centimètres de côté.

Il est inutile de faire l'injection intra-dermique, l'injection sous-cutanée a toujours donné une anesthésie
complète du lambeau de peau ainsi formé. Cette anesthésie a employé environ sept à huit centimètres cubes
de cocaïne. Puis se servant d'une aiguille plus courte,
on fait dans les parties profondes une dizaine de piqûres
d'un centimètre cube pour chacune.

Il est nécessaire de faire à la partie supérieure de la
gouttière épitrochléo-olécranienne où passe le nerf cubi-

tal une injection profonde de deux centimètres cubes de liquide anesthésique.

Enfin, et c'est là le point le plus délicat, il faut compléter l'anesthésie, avant de prendre le bistouri, par trois ou quatre injections de un centimètre cube sous le périoste du fragment inférieur cubital.

Nous n'avons jamais vu tenter d'anesthésier le fragment olécrânien et sa perforation n'a en aucun cas été ressentie par le patient, ce que nous expliquons par cette hypothèse que la sensibilité vient par dès faisceaux nerveux récurrentiels qui sectionnés par la fracture rendent insensible le fragment supérieur. Il est utile d'attendre deux ou trois minutes qui servent à frotter à nouveau à l'alcool la région avant de commencer l'opération.

Troisième temps : *Tracé du lambeau*. On fait une incision très courbe à concavité regardant l'avant-bras, commençant soit en dehors, soit en dedans de l'avant-bras, de quatre à cinq centimètres au-dessous du trait de fracture pour redescendre en dedans après être passé à deux centimètres au-dessous de la pointe de l'olécrâne. Il est bon que la base adhérente de ce lambeau ait au moins six à sept centimètres pour en éviter la mortification ou même la diminution de vitalité, on dissèque ce lambeau cutané que l'on rabat du côté distal du membre et nous avons sous les yeux la fracture.

Troisième temps : *Ablation de caillots, régularisation des parties molles arrachées*. Il est facile maintenant de retirer soit à la compresse, soit avec une petite curette mousse les caillots de sang situés entre les fragments et

dans l'articulation. On peut et cela est souvent nécessaire,
subluxer le fragment olécrânien, ce qui ouvre complètement l'articulation et permet de voir s'il ne reste pas
encore des débris osseux ou des caillots sanguins.

Il est préférable de se servir uniquement de la compresse pour les enlever, car il faut avoir grand soin de
ménager le cartilage articulaire de la trochlée et de la
cavité sigmoïde. Ensuite on coupe aux ciseaux les parties molles effilochées qui peuvent avoisiner le trait de
fracture et venir s'interposer entre les fragments.

Quatrième temps. *Passage des fils.* Quand l'écartement
n'est pas très notable et que par la pression des doigts,
on peut, le coude fléchi, ramener aisément les fragments
en contact, un seul fil sera nécessaire. Les deux fragments sont alors perforés de part en part de dehors en
dedans : un fil unique les traverse transversalement l'un
et l'autre et descend verticalement sur le bord interne
qu'il encadre. Le bras est mis en extension et les deux
chefs sont tordus en dedans. Quand le fragment supérieur est trop petit et ne peut offrir suffisamment de résistance étant perforé, on passe dans l'épaisseur du tendon principal ce qui fait pour ainsi dire une suture-
cerclage.

Quand au contraire les fragments sont très écartés,
après avoir passé un premier fil comme il est dit ci-dessus, mais avant de le tordre, on passe un fil vertical
médian qui traversant le fragment supérieur vient perforer le fragment inférieur.

Il est bien évident que ces fils ne doivent jamais pénétrer dans l'articulation. Il ne faut pas essayer de serrer et de tordre les fils, le coude fléchi, il faut au contraire mettre le bras en extension, les fragments se rapprochant ainsi plus facilement et en commençant par serrer le fil transversal en anse qui toujours offre plus de solidité on termine la coaptation des fragments, — le bras toujours étendu — en serrant le fil vertical. L'opération est terminée, il faut maintenant faire l'essai de la solidité de la suture.

Cinquième temps : *Essai de la suture*. — On prie le malade d'étendre et de fléchir lui-même son bras. Il ne doit pas y avoir d'écartement des fragments après ces manœuvres et on peut ainsi se rendre compte si les fils ne peinent pas au point de casser, ou bien si la suture étant mal faite, ils n'ont pas tendance à couper ou arracher le pont osseux qui les retient.

Dans notre observation I, à l'essai de la suture, deux fois de suite, le fil transversal s'est relâché et le fil vertical s'est brisé. C'est la raison pour laquelle ils ont été remplacés par des fils beaucoup plus gros comme en témoigne la radiographie. Il faut toutefois remarquer que la suture avait été faite tardivement deux mois après le traitement par le massage.

Dans l'observation II, bien que le temps d'essai de la suture n'eut pas donné toute satisfaction, le même fil fut laissé et c'est ce qui explique que la radiographie faite quelque temps après l'opération nous montre le fil vertical cassé.

Nous estimons que ce temps de vérification est d'une

importance capitale et permet d'éviter beaucoup d'insuccès. Et c'est là un gros avantage à l'actif de l'anesthésie locale qui nous permet ce contrôle. En effet, les
mouvements de flexion et d'extension sur un patient chlo-
roformisé, à l'état de résolution musculaire ne sont en
rien comparables aux mouvements produits spontanément par l'effort musculaire du patient. Notons en passant que ce temps est complètement indolore et qu'il
doit être exécuté après le retrait du garrot.

Comme on a pu le voir, nous ne parlons pas de la suture sous-périostée ; dans nos observations, tous les fils
ont été passés à travers le périoste sans qu'il en soit résulté aucun inconvénient pour le blessé.

Sixième temps : *Suture de la peau.* Après s'être assuré de
la qualité de la suture et les quelques ligatures vascu-
laires étant faites, il faut faire une compression directe
de la plaie et attendre la cessation de l'hémorragie ce qui
demande quelques minutes. A ce moment, si les fragments osseux sont en contact parfait et si la suture est
étanche, il ne se produira pas d'hémorragie intra-articulaire, point capital pour le pronostic des fonctions du
coude. On procède maintenant à la suture de la peau par
crins séparés en ayant soin de laisser au-dessous du
lambeau un petit drain qui vient ressortir dans un des
angles inférieurs de la plaie. L'idée de ce drain est
moins contre la possibilité d'une infection, puisqu'il n'est
que sous-cutané que contre le liquide sanguin qui pourrait survenir après le pansement. Ce drain sera enlevé
après vingt-quatre heures.

Pansement à la gaze stérilisée légèrement compressif,

le bras placé dans la flexion à angle droit, maintenu par une écharpe, sans appareil plâtré.

Soins consécutifs. — Ablation du drain au bout de vingt-quatre heures. Le malade peut se promener, mais son bras doit toujours rester en écharpe. Le quatrième ou le cinquième jour au plus tard, il est nécessaire de provoquer des mouvements passifs d'extension et de flexion du coude opéré. Le huitième jour, les fils sont enlevés, l'écharpe est supprimée. Le malade doit commencer à se servir de son bras. Dès que l'état de la plaie cutanée le permet, c'est-à-dire au douzième ou quinzième jour, on fera une séance quotidienne de massage. Il est surprenant de voir avec quelle rapidité les malades sans douleur font usage de leur bras. Il y a ainsi relativement peu d'atrophie musculaire et en quelques semaines les malades récupèrent les fonctions complètes de leur membre blessé.

Théoriquement ce mode de traitement comble les desiderata réclamés dans les fractures de l'olécrâne. Par la suture, on obtient un cal osseux et un résultat anatomique parfait ainsi qu'en témoignent les radiographies de nos observations. Par la mobilisation passive au quatrième jour, active au huitième jour, on empêche les adhérences articulaires de se produire.

Pratiquement, l'expérience des six cas de suture que nous publions montre que c'est le traitement qui convient le mieux aux fractures de l'olécrâne. On ne peut plus reprocher la crainte d'un accident chloroformique. Le fait que ces six cas ont été opérés à la consultation de chirurgie, que les malades rentraient chez eux aussitôt après l'intervention et n'étaient vus et surveillés que quelques minutes par jour montre assez combien est bénigne l'opération. Pas un n'a suppuré et tout en reconnaissant que toutes les règles de l'asepsie avaient été observées, on doit avouer cependant que le milieu d'une consultation chirurgicale hospitalière, la promiscuité fatale avec les suppurants n'étaient pas des conditions très favorables.

Il ne faut donc pas exagérer les craintes d'infection pour cette opération qui faite avec des mains propres, des instruments et des objets de pansement stériles donne des résultats parfaits. Si l'on joint à cela la mobilisation passive au quatrième jour, active au huitième, on n'a pas à redouter des adhérences articulaires qui d'ailleurs comme l'atrophie musculaire seraient facilement évitées par le massage commencé vers le douzième jour.

Mais nous devons ajouter que si la suture solide permet de mobiliser presque immédiatement l'articulation, c'est à cette mobilisation précoce que l'on doit les succès obtenus.

Loiseau.   4.

OBSERVATIONS

Observation I. (*Dr R. Lemaitre*).

J... (Accident du travail).

Jules God..., âgé de 39 ans, demeurant 60 rue Castagnary, camionneur livreur. Tombe à la renverse le 12 juillet 1908. Il se forme un gros épanchement au niveau du coude gauche accompagné d'uue douleur intense. Le blessé ne peut plus se servir de son bras et va consulter un médecin qui le traite par l'immobilisation à angle droit au moyen d'un gros panscment ouaté compressif, puis au bout d'une dizaine de jours fait des massages quotidiens. L'œdème disparaît, la douleur va en diminuant, mais les mouvements de flexion et d'extension du coude ne reviennent pas. Le blessé nous est adressé le 23 août 1909 (41 jours après l'accident).

Nous constatons une fracture de l'olécrâne avec un écartement qui nous permet d'insinuer l'index entre les fragments. Il y a de l'atrophie assez considérable du triceps ; légère des muscles de l'épaule et du biceps. Passivement les mouvements peuvent s'exécuter facilement et sans douleur. Spontanément le blessé peut fléchir avec difficulté l'avant-bras sur le bras, mais pour l'étendre, il est obligé de laisser l'avant-bras retomber de son propre poids.

Le diagnostic était évident, la radiographie fut faite et la suture de l'olécrâne proposée fut acceptée.

Opération le 25 août 1909. A la consultation de chirurgie de l'hôpital Saint-Antoine. Anesthésie locale à la cocaïne à 1 pour 300. Injection de 20 cgr. de caféïne. Application d'un garrot à la partie supérieure du bras. Incision courbe de la peau de telle sorte que le lambeau soit rabattu du côté de l'avant-bras. Le coude est en flexion à angle droit, la distance qui sépare les fragments est considérable : 5 centimètres environ. Il y a une ébauche de cal fibreux qui est réséqué ; l'articulation contient un peu de liquide jaunâtre, mais pas de caillots intra-articulaires. Les surfaces de fracture sont avivées à la curette. Le fragment supérieur est difficilement mobilisable et le bras étant mis en extension par un aide, il est impossible d'arriver à mettre en contact les fragments osseux. Des incisions en accordéon sont faites sur le tendon du long triceps ce qui permet de mobiliser le fragment supérieur et de l'amener en contact avec le fragment inférieur.

Deux fils sont passés à travers les deux fragments, l'un vertical, l'autre formant une anse complète qui après avoir traversé transversalement le fragment supérieur descend le long du bord interne pour traverser transversalement le fragment inférieur et remontrer le long du bord externe. Le bras est mis en extension, les fils mettent au contact les fragments osseux et sont arrêtés en les enroulant sur eux-mêmes. La suture semblait solide ; on prie alors le patient de faire quelques mouvements de flexion et d'extension et sous les yeux, les fils se desserrent et se rompent. D'autres fils de même grosseur sont repassés et se rompent à nouveau lors d'une tentative de mouvements spontanés d'essai.

C'est alors que l'on prend des fils beaucoup plus gros qui, cette fois résistent à l'épreuve. On retire le garrot : petite hémorragie vite arrêtée — Suture de la peau, petit drain — Pansement aseptique, légèrement compressif. A cause de la rupture des fils, l'opération a duré 45 minutes, le temps de l'anesthésie compris, pendant lesquels le malade n'a éprouvé aucune douleur.

Le pansemént achévé, l'opéré, le bras en écharpe est reparti chez lui en voiture accompagné d'un de ses parents.

26 avril. Le malade revient de lui-même à la consultation ; il a un peu souffert dans la soirée et la nuit. Il a ressenti les premières douleurs 2 heures environ après l'opération, douleurs d'ailleurs supportables.

Température rectale : 37°5.

27 août : Le drain est enlevé.

Température rectale : 37°3.

L'opéré ne souffre plus.

29 août : Mobilisation passive du bras, ce qui provoque une légère douleur.

2 septembre : Les fils sont enlevés. Réunion complète. Petit pansement protecteur. Le blessé commence à faire quelques mouvements de flexion et d'extension. L'écharpe est supprimée et on conseille au blessé de se servir modérément de son bras.

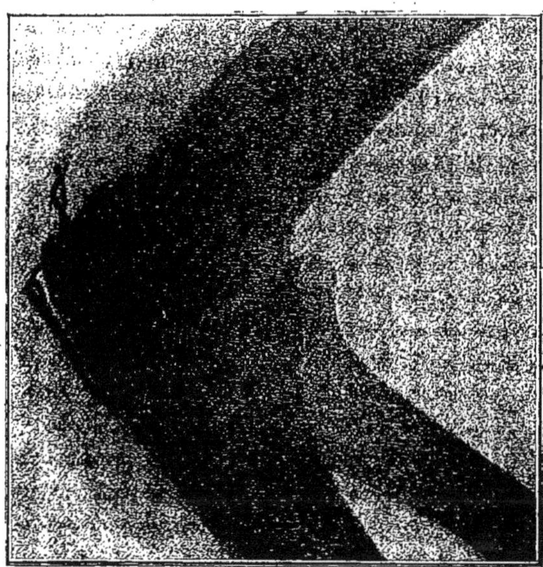

Fig. 1. (Profil

10 septembre : On enlève tout pansement et le blessé est massé régulièrement tous les jours jusqu'au 30 septembre.

30 septembre : Les mouvements de flexion sont parfaits,

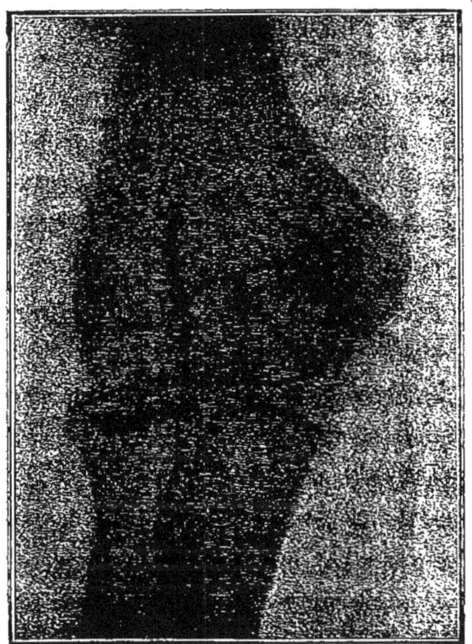

Fig 2. (Face).

il y a une petite gêne de l'extension complète. Il persiste encore un peu d'atrophie du triceps , malgré cela, le blessé se sent très fort de son bras. Bien qu'accidenté du travail il reprend son service de lui-même le 20 octobre 1908.

Le 17 octobre 1908, sept semaines après l'opération, la radiographie est faite de face et de profil (fig. 1 et 2), et elle montre la disposition des fils et le résultat anatomique obtenu.

Le blessé est revu le *20 Mai 1909*, *9 mois après l'opération*, il a récupéré toutes ses forces, les mouvements de flexion et d'extension sont normaux, pas de craquements articulaires ; toutefois il existe une légère douleur à la pression, un peu au dessus de l'olécrâne ; douleur dûe à ce que le tortillon du fil en anse s'est redressé dans les mouvements du coude et est devenu sous-cutané. Nous avons proposé au blessé d'exciser les pointes du fil ce qu'il a refusé sous prétexte que la douleur ressentie ne valait pas quelques jours de chomage.

OBSERVATION II (Dr *R. Lemaître*).

Fracture compliquée de l'extrémité de deux os de l'avant-bras (base de l'olécrâne, apophyse coronoïde et tête radiale).

Jeanne Pell. ... âgée de 54 ans concierge, vient à la consultation de chirurgie de l'Hôpital Saint-Antoine, le 16 décembre 1908. Elle est tombée à la renverse sur le coude droit en faisant ses escaliers le matin même, quelques heures auparavant. On note déjà une tuméfaction considérable, tout mouvement est impossible et la blessée tient son avant-bras droit de la main gauche. On a la sensation d'une dislocation complète du coude, on note de la crépitation osseuse qu'il est impossible de localiser, de la douleur au niveau de la tête du radius, en avant au niveau de l'apophyse coronoïde du cubitus.

En arrière, on voit une petite pointe osseuse qui a traversé la peau et dépend du fragment supérieur du cubitus.

Après avoir aseptisé soigneusement la région du coude et après un pansement compressif, on envoie la blessée à la radiographie.

Celle-ci faite le 17 décembre 1908 nous a montré (fig. 3) une fracture très basse de la base de l'olécrâne, une fracture de l'apophyse coronoïde (il existait en outre une fracture comminutive de la tête radiale découverte au cours de l'opération). Mais en raison du mauvais état de la peau, de la présence de nombreuses phlyctènes et d'une légère ascension de température (38°2) nous avons pensé devoir différer l'opération de quelques jours.

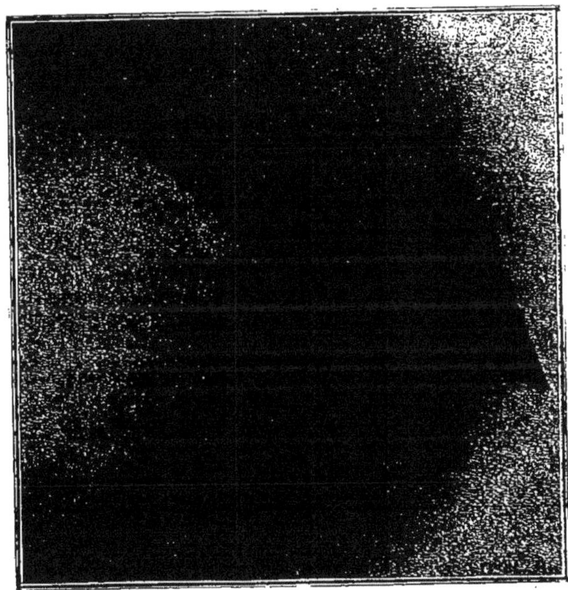

Fig. 3.

Du 17 décembre au 6 janvier 1909, la blessée est venue quotidiennement se faire panser à l'hôpital.

Opération le 6 janvier 1909. — Anesthésie locale à la

cocaïne, à 1 pour 300, garrot à la partie supérieure du bras et 20 cgr. de caféïne en injection.

Incision longue de 15 centimètres, commençant à un travers de doigt au-dessus de l'olécrâne et descendant le long du bord postérieur du cubitus. Résection du début de cal; on enlève des débris de caillot déjà organisés. La pointe osseuse dépendant du fragment supérieur qui avait perforé la peau est réséquée. Ce fragment supérieur est luxé et relevé. L'articulation est largement ouverte ; on y trouve plusieurs petites esquilles osseuses qui sont enlevées. Un aide fléchissant le coude aigu, on aperçoit trois fragments osseux absolument libres qui sont retirés : ils représentent la tête radiale entière. L'apophyse coronoïde est également fracturée, mais le trait de fracture était net et son écartement avec le corps du cubitus étant minime, elle est laissée en place sans tentative de suture.

On procède alors au passage de deux fils, *l'un en anse transversal, l'autre vertical* ; les fils sont serrés et tordus : la coaptation semble bonne. On prie la blessée de faire quelques mouvements de flexion et d'extension, ce qu'elle peut faire sans douleur, à son grand étonnement. Pendant cette épreuve, les fils peinent, mais ne se rompent pas. Le lien constricteur du bras est enlevé, la plaie saigne un peu mais l'hémorragie est vite arrêtée.

Suture de la peau, petit drain et pansement compressif, le coude en flexion à angle droit.

L'opération a duré 35 minutes, pas un instant la blessée n'a souffert. Le bras en écharpe, elle rentre chez elle.

Le 7 janvier, la malade a passablement souffert dans la nuit. Température rectale 37°8.

Le 8 janvier : La douleur a disparu. Température rectale 37° 2.

Le 10 janvier : 1er pansement : ablation du drain, on exécute quelques mouvements passifs qui sont légèrement douloureux.

Le 15 janvier : ablation des fils : réunion par première extension, plus d'écharpe, on conseille à la malade de faire avec prudence quelques mouvements spontanés.

Le 20 janvier, on retire tout pansement, l'opérée commence à se servir de son bras. Toutefois la flexion laisse à désirer, elle peut mettre la main sur sa tête, mais elle ne peut atteindre sa bouche. L'extension sans être complète est très satisfaisante. Massages quotidiens.

Le 25 janvier : Radiographie (fig. 4).

Fig. 4.

Nous sommes désagréablement surpris de voir que le fil vertical s'est rompu et a permis un chevauchement notable de telle sorte que le fragment olécrânien s'est reporté en arrière.

Les massages sont continués pendant six semaines.

Le 5 mars 1909. La blessée a repris son travail. La force est complètement revenue, il n'y a pas d'atrophie musculaire.

L'extension est presque complète. La flexion laisse presque toujours à désirer, toutefois la blessée peut atteindre sa bouche.

Revue le 3 juillet 1909.

Cette observation nous montre l'importance de l'épreuve de la solidité de la suture au cours de l'opération. Les fils avaient paru douteux et certes il eut été préférable de les remplacer par de plus gros. Mais il faut remarquer que dans ce cas, il ne s'agit pas d'une fracture de l'olécrâne à proprement parler, mais d'une fracture complexe du coude. C'est ce qui explique que le résultat fonctionnel obtenu ait été moins satisfaisant que dans l'observation précédente et celles qui vont suivre.

Observation III (Dr *R. Lemaître*).

Marthe Ra... 56 ans, femme de ménage, demeurant 6 passage Courtois, tombe, par le verglas, à la renverse sur le coude gauche le 30 décembre 1908 et vient immédiatement à la consultation de l'hôpital Saint-Antoine. On constate une fracture de la partie moyenne de l'olécrâne avec gros écartement. Elle est envoyée immédiatement à la radiographie (fig. 5).

Fig. 5. Ecartement, 3 cm. 2.

Opération le 31 décembre 1908. Sous anesthésie locale à la cocaïne à 1 pour 300 avec lien constricteur élastique au niveau du bras et injection de 20 centigrammes de caféine. Incision en U à pédicule inférieur plus large que dans l'Observation I. On retire des caillots noirs de formation récente. L'articulation largement ouverte est asséchée. Deux fils perpendiculaires, *l'un vertical, l'autre transversal* en anse sont passés et tordus, le bras en extension, donnant une coaptation parfaite. L'opérée fait sous les yeux des mouvements de flexion et d'extension sans que les fils semblent peiner.

Retrait du garrot : petite hémorragie vite asséchée. Fermeture de la peau, petit drain. Pansement aseptique légèrement compressif.

L'opération a duré 20 minutes sans aucune douleur pour la patiente qui rentre aussitôt chez elle le bras en écharpe.

Le 1ᵉʳ janvier 1909. La malade a très peu souffert. Température rectale : 37° 1.

Le *2 janvier*. Pansement, le drain est retiré. On fait exé-

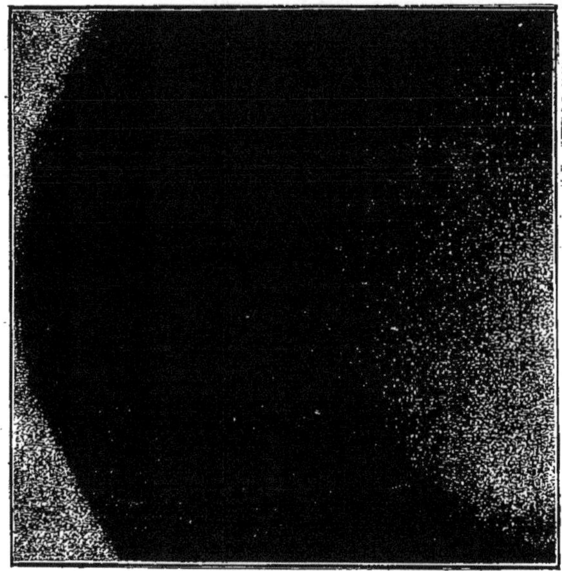

Fig. 6.

cuter des mouvements passifs d'extension et de flexion complets ce qui détermine de très légères douleurs.

Le *4 janvier*. Température rectale 37°2. Etat très satisfaisant.

Le *6 janvier*. On retire les fils. Réunion par première

intention. Mouvements actifs indolores très étendus. Suppression de l'écharpe. On conseille à l'opérée de se servir prudemment de son bras.

La radiographie de face et de profil est prise ce jour. (Fig. 6 et 7).

Elle nous montre une coaptation parfaite des fragments et une restitution anatomique complète.

Fig. 7.

Le 11 Janvier 1909. Tout pansement est enlevé et les massages quotidiens sont commencés.

Le 25 Janvier 1909. La blessée a repris son travail. Les forces sont revenues, la flexion et l'extension sont normales.

Le 25 Avril 1909, l'opérée est revue, elle a recouvré complètement l'usage de son bras, les fils ne la gênent nullement, pas la moindre raideur articulaire. il ne lui reste de sa fracture que le souvenir et la cicatrice, suivant sa propre expression.

Le résultat anatomique et physiologique obtenu est exceptionnel surtout en raison de l'âge (56 ans).

Observation IV (*Dr R. Lemaître*)

Emile Barth,.. coiffeur 24 ans demeurant 12 rue Saulnier, tombe sur le verglas le 2 janvier 1909 sur le coude droit et vient immédiatement à la consultation de l'hôpital Saint-Antoine. Il présente un léger gonflement, peut étendre et fléchir le coude, mais il se plaint d'une douleur siégeant à la base de l'olécrâne, douleur d'ailleurs réveillée en un point précis par la pression. On ne perçoit aucun interligne interosseux et nous nous abstenons de rechercher si l'olécrâne peut être mobilisé. On place le coude en demi-flexion dans un pansement ouaté compressif et le malade est envoyé à la radiographie.

Celle-ci faite immédiatement (fig. 8) montre en effet une fracture de l'olécrâne avec un écartement minime de trois millimètres 1/2. Nous pensons qu'il est inutile de faire la suture osseuse. Le pansement compressif est laissé 6 jours en place.

Le 8 janvier, on commence la mobilisation et le massage. Après chaque séance quotidienne le bras est remis dans son écharpe.

Le 15 janvier, on supprime l'écharpe et on conseille au malade de se servir de son bras.

Les mouvements sont encore très pénibles. La douleur a peu diminué. Elle persiste même tout en s'atténuant progressivement jusqu'au 10 février époque à laquelle le massage est supprimé. A ce moment, la guérison pouvait être considérée comme obtenue. Mais il y avait un peu d'atrophie musculaire, la flexion était un peu gênée ; l'extension était complète et la force du bras n'était pas complètement

Fig. 8

revenue. De plus l'olécrâne était mobilisable et il n'y avait pas encore de cal osseux.

Revu le 5 avril 1909. L'état est le même. Toutefois il semble que le fragment olécrânien soit moins mobile.

Cette observation est intéressante. Il faut noter qu'il s'agissait d'un cas extrêmement favorable : homme jeune

et très peu d'écartement entre les fragments. Malgré cela, il a du se produire un léger glissement en avant du
fragment inférieur, ce qui explique la légère gêne à la
flexion. La douleur a persisté plus longtemps que dans
les cas suturés et cinq semaines après, il n'y avait pas de
cal osseux. La suture aurait peut-être donné un résultat supérieur.

Observation V (*Dr. R. Lemaître*)

Etienne Mom... menuisier 68 ans demeurant 2, rue Saint-
Ambroise glisse sur le verglas le 31 décembre 1908 et tombe

Fig. 9.

sur le coude gauche. Il vient immédiatement à la consultation de l'Hôpital Saint-Antoine où l'on constate une fracture de la partie moyenne de l'olécrâne avec écartement considérable. La radiographie est faite aussitôt (fig. 9) et nous montre un écartement de cinq centimètres le coude étant en flexion à angle droit.

En raison d'une petite plaie superficielle de la peau, l'opération est remise à quelques jours (5 jours).

Opération le 5 Janvier 1909. Anesthésie locale à la cocaïne à 1 pour 300, lien élastique constricteur au tiers moyen du bras, injection de 20 centigr. de caféïne. Incision en V à pédicule large anti-brachial. Les caillots sont enlevés, l'articulation baille largement. Deux fils métalliques, l'un vertical, l'autre transversal en anse affrontent exactement les fragments. L'épreuve par le malade de la suture est satisfaisante, la peau est recousue — petit drain — pansement compressif ; 25 minutes ont suffi à anesthésier et à opérer le blessé qui n'a éprouvé aucune sensation douloureuse. Il rentre chez lui le bras en écharpe.

Le 6 janvier, température rectale 37°4. Le malade ne se plaint pas, il dit avoir dormi comme à l'ordinaire.

Le 7 janvier. Premier pansement, le drain est enlevé. On commence à mobiliser le coude. Température rectale 37°2.

Le 13 janvier, on enlève les fils de la peau, la réunion est complète. La deuxième radiographie est faite le jour même (fig. 10) et nous montre que le cal osseux est en voie de formation.

L'écharpe est retirée, le blessé commence à se servir de son bras sans douleur.

Le 20 janvier 1909, Ablation de tout pansement. On commence le massage quotidien.

Le 3 février. Le résultat anatomique et fonctionnel est parfait : toutefois, nous devons noter une petite douleur à l'extrême flexion due à la longueur du tortillon du fil vertical (voir fig. 10).

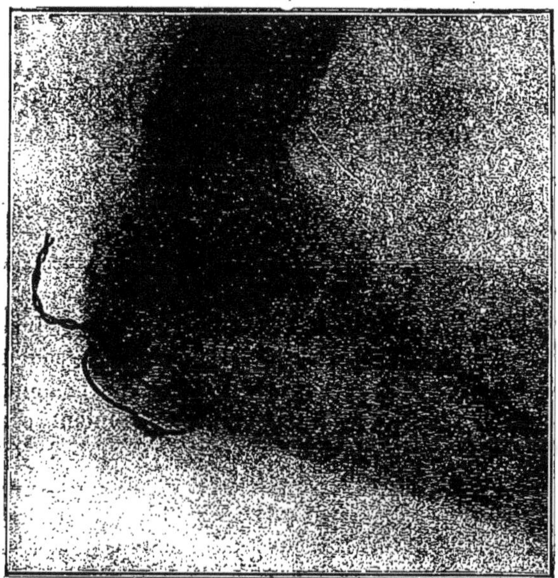

Fig. 10.

Reçu le 18 avril 1909. Le blessé a recouvré l'usage complet de son bras qui a autant de force qu'auparavant. Il a repris depuis longtemps son travail de menuisier.

Cette observation est particulièrement instructive surtout si on la compare à l'observation IV ; nous sommes ici en présence d'un homme de 68 ans qui présentait un écartement considérable et chez lequel la suture a donné un résultat supérieur au traitement par le massage et la mobilisation chez un jeune homme de 24 ans dont l'écartement des fragments était de trois millimètres 1/2.

OBSERVATION VI (*Dr Lemaître*)

(Accident du travail).

Georges Mas... âgé de 26 ans, ouvrier mécanicien demeurant à Cercay (S.-et-O.) fait une chute sur le coude droit le 5 janvier 1909 et est d'abord soigné par le massage et la mobilisation. Le blessé souffrant de plus en plus nous est adressé le 16 janvier 1909 (9 jours après l'accident) à la consultation de chirurgie de l'Hôpital St-Antoine. La radiographie faite le 17 janvier nous montre une fracture de la base de l'olécrâne (fig. 11) sans écartement, mais avec une enco-

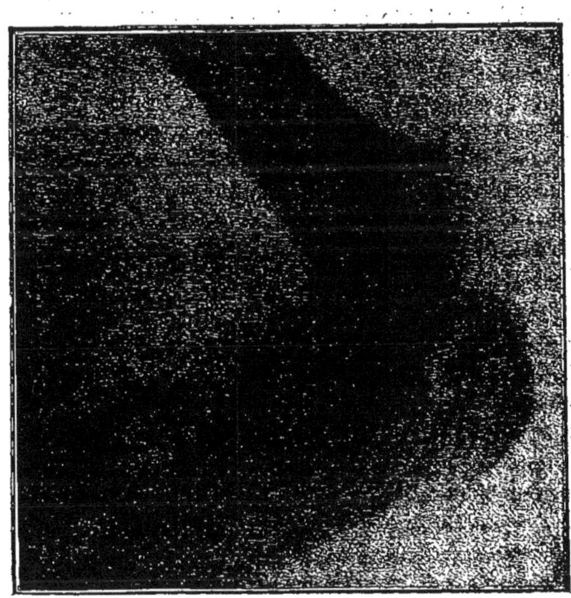

Fig. 11

che qui nous fait supposer un fragment osseux indépendant tombé dans l'articulation.

Opération le 18 janvier sous anesthésie locale à la cocaïne à 1 pour 300 avec lien élastique au niveau du bras et injection de 20 centigrammes de caféine.

Incision longitudinale de 10 centimètres de longueur environ partant à un centimètre environ au-dessus du bec de l'olécrâne et descendant le long du cubitus. Dissection des deux lèvres de la plaie dont l'écartement nous montre le trait de fracture. Il n'y a pas encore de début de cal ; on enlève les quelques caillots déjà organisés et en luxant en haut le fragment supérieur on explore l'articulation ce qui permet de découvrir le fragment osseux soupçonné.

Suture par un seul fil transversal en anse. L'épreuve par la blessé donne toute satisfaction ; on enlève le lien constructeur. L'hémorragie est vite tarie et on ferme la plaie sans drain. Le lendemain 19 janvier, le malade a peu dormi pendant la nuit. Il dit avoir souffert quelques heures après l'opération jusque vers 4 heures du matin.

Température rectale 37°8.

Le 20 Janvier. La nuit a été bonne, pas de douleurs. Température rectale 37. Le pansement est refait, la plaie est en parfait état et on commence à faire quelques mouvements passifs, on remet un léger pansement.

Le 24 Janvier. Ablation des fils, réunion par première interction. L'écharpe est supprimée. Le blessé fait spontanément des mouvements de flexion et d'extension.

Le 30 Janvier. On enlève tout pansement et le massage est commencé. Les mouvements de flexion et d'extension sont complets. Il n'y a plus de douleur, mais la force du bras semble ne pas revenir, aussi rapidement que dans les cas précédents. On note d'ailleurs un peu d'atrophie du moignon de l'épaule.

La deuxième radiographie est faite de face et de profil (figures 13 et 13).

Le massage est continué jusqu'au 25 février. A ce moment on note toujours un peu d'atrophie musculaire.

Le 1ᵉʳ mars, le blessé reprend son travail, il prétend avoir perdu une partie de sa puissance musculaire et de fait

Fig. 12.

l'atrophie persiste. Il cesse à nouveau de travailler et demande une expertise qui, ordonnée par le tribunal et passée dans les premiers jours d'Avril, fixe à 5 %, la diminution de capacité fonctionnelle en raison de l'atrophie musculaire.

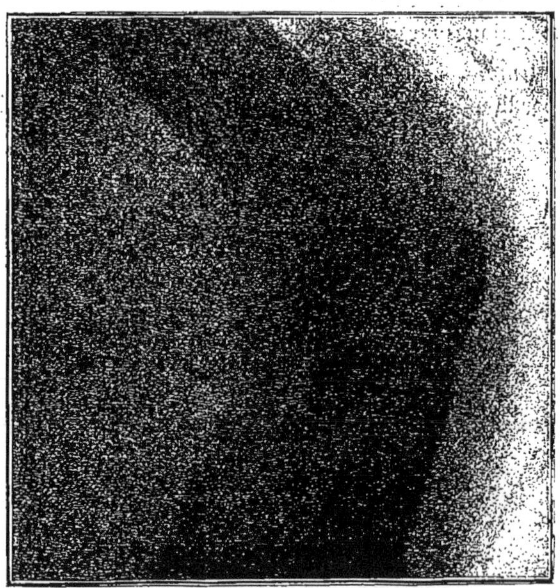

Fig. 13.

OBSERVATION VIII (Dr *Lemaître*).

Pierre Deg... âgé de 38 ans employé à la compagnie de chemin de fer P. L. M. tombe sur le coude gauche le 21 janvier 1909 et vient consulter à l'Hôpital Saint-Antoine le 22 au matin. On note un gros épanchement sanguin accompagné d'œdème qui laisse malgré tout percevoir une fracture de la base de l'olécrâne avec un écartement notable.

La radiographie faite immédiatement (fig. 14) confirme le diagnostic.

Opération le 23 janvier 1909.— Anesthésie locale à la cocaïne à 1 pour 300, lien élastique hémostatique, injection de 20 centigr. de caféine. Incision en U à large pédicule sur l'avant-bras. Il existe un hématome considérable. L'articulation est remplie de caillots noirs que l'on enlève à la compresse. Après luxation en haut du fragment olécrânien, passage des deux fils, l'un transversal en anse, l'autre vertical. Mais à l'essai de la suture par l'opéré, le fil vertical coupe l'os du fragment supérieur et le fil transversal casse. Un nouveau fil vertical est passé qui à cause du dégât osseux produit par le précédent est placé un peu obliquement.

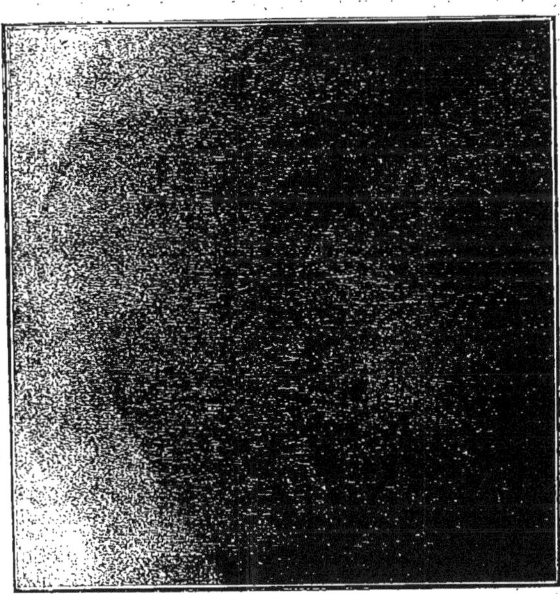

Fig. 14.

(Voir fig. 15 et 16). Et n'ayant qu'une quantité minime de fil métallique stérilisé à notre disposition, le nouveau fil transversal en anse est fait à l'aide de deux tronçons ce qui explique les deux tortillons que montrent les figures 15 et 16 sur ce fil. De plus doutant de la solidité du fragment supérieur nous passons ce même fil dans le tendon du triceps, faisant ainsi une suture cerclage.

Un nouvel essai nous ayant donné satisfaction, le lien brachial retiré, l'hémorragie arrêtée, nous avons procédé à la suture de la peau sans drain et au pansement. L'anesthésie et l'opération avaient duré 40 minutes.

Les suites immédiates furent normales et analogues à celles des autres observations sauf une large ecchymose remontant en dedans jusqu'à l'aisselle et descendant en bas jusque sur la partie inférieure de l'avant-bras. Les fils sont enlevés le huitième jour, la mobilisation passive est pratiquée le troisième jour et active le huitième jour. Mais le dixième jour, le malade se plaint de souffrir au niveau de l'aisselle, la température rectale était à 38° 1 et une rougeur avec œdème dans le creux axillaire nous fit craindre des complications septiques.

En effet le blessé dont la transpiration axillaire était très abondante eut une série de petits abcès superficiels du creux axillaire qui durent être incisés à plusieurs reprises et qui empêchèrent pendant trois semaines la mobilisation et le massage habituels.

La radiographie fut faite le 31 mars.

Il est vrai que tout pansement au niveau du coude avait été enlevé à partir du 12 février 1909 et que jusqu'à la fin de mars, le malade, dut être pansé au niveau de l'aisselle. Il en est résulté le [fait suivant : c'est que l'opéré était guéri depuis longtemps de son coude, alors qu'il avait encore des raideurs de l'articulation scapulo-humérale.

Revu le 29 juin 1909. Résultat fonctionnel parfait, la force est revenue égale à ce qu'elle était auparavant, les mouvements de flexions sont parfaits. L'extension est très légè-

rement diminuée. L'épaule est intacte et le blessé qui a repris son travail à partir du 10 avril nous dit qu'à part cette
légère gêne de l'extension complète son bras est revenu ce
qu'il était avant l'accident.

Fig. 15.

Cette observation nous montre l'utilité d'éprouver la
suture osseuse avant de suturer la peau. Quant aux abcès superficiels de l'aisselle, ils étaient dus à l'hématome
anormal et à la transpiration exagérée du blessé. Il est
très possible que sans suture nous aurions eu les mêmes
ennuis du côté de l'aisselle.

Fig. 16.

OBSERVATION VIII (1)

(Accident du travail)

Pierre Fran... âgé de 47 ans demeurant à Saint-Ouen blessé le 24 septembre 1907 en tombant sur le coude gauche. Se fracture l'olécrâne. Traitement par le massage et la mobilisation. Résultat anatomique (voir fig. 17.)

Résultat fonctionnel après expertise ordonnée par le tribunal :

(1) Communiquée avec la radiographie par la compagnie d assurances responsable de l'accident.

Consolidation le 5 Janvier 1908 (soit trois mois 1/2 de chômage).

Incapacité permanente : 20 %.

Cette dernière observation quoique très courte est cependant intéressante par ce fait qu'elle nous permet de comparer les résultats obtenus sur trois accidentés du travail par fracture de l'olécrâne.

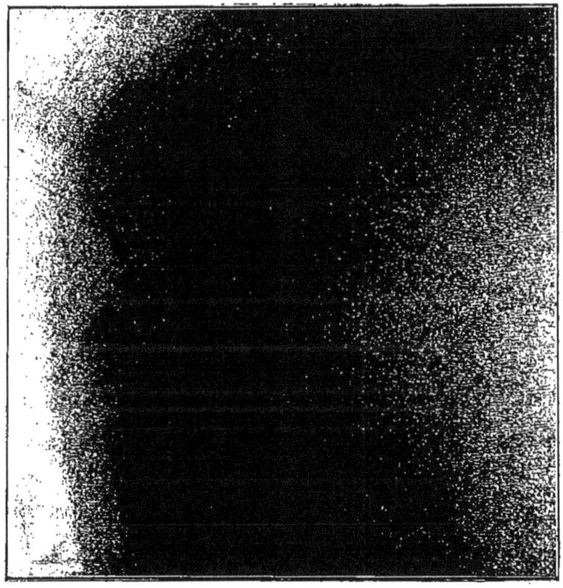

Fig. 17.

De ces trois cas, un n'a pas été suturé, il a donné un chômage de trois mois 1/2, avec une incapacité permanente de 20 p. %, les deux autres ont été suturés et ont donné un chômage de 2 mois à 2 mois 1/2 avec une incapacité permanente de 0 pour l'un et de 5 % avec amélioration à prévoir pour l'autre.

CONCLUSIONS

1° Le traitement idéal des fractures de l'olécrâne serait celui qui donnerait la restitution anatomique parfaite et le retour complet des fonctions du coude.

2° L'immobilisation en extension, flexion et demi-flexion, peut donner une bonne restitution anatomique avec cal osseux, mais amène de l'atrophie musculaire et des raideurs articulaires pouvant aller jusqu'à l'ankylose.

3° Le massage donne certainement et souvent une bonne restitution fonctionnelle, mais avec cal fibreux, et doit être appliqué seulement dans le cas où l'écartement est inférieur à trois millimètres.

4° La suture osseuse est le procédé de choix, elle donne un retour anatomique parfait et suivie de la mobilisation précoce un retour fonctionnel complet.

5° Elle peut et doit être faite sous anesthésie locale avec deux fils d'argent ou de bronze d'aluminium placés perpendiculairement l'un à l'autre.

6° Il est indispensable avant de recoudre la peau, de faire l'essai de la suture, le malade exécutant lui-même les mouvements de flexion et d'extension.

7° Il est de toute nécessité de mobiliser et de masser au plus tôt l'articulation : mobilisation passive vers le quatrième jour, mobilisation active vers le huitième jour, massage vers le douzième jour.

BIBLIOGRAPHIE

Adenot.— Suture osseuse dans les fractures de l'olécrâne. - 9° Congrès français de Chirurgie. Paris, 1895, p. 639.

André.— Thèse de Paris, 1875. Contribution à l'étude des fractures de l'olécrâne.

Berger.— *Bulletin de la société de chirurgie*, 1897, p. 801.

— *Bulletin de la société de chirurgie*, 1861, p. 331.

Bellin.— Thèse de Lyon 1891. Traitement des fractures simples et récentes de l'olécrâne.

Capiomont.— Thèse de Paris, An XIII, n° 19.

Duplay-Reclus.— Traité de chirurgie, Tome II, 2° édition, p. 498.

Delagenière.— *Progrès médical*, 1889, p. 285.

Gigon.— Thèse de Paris, 1890.

Jalaguier.— Thèse de Paris, 1896. Fracture de l'olécrâne.

Kochler.— Deutsch. mil. Aertzl. Zeitsch., 1891, p. 488.

Lejars. — *Traité de chirurgie d'urgence*, 2° édition, p. 780.

Lucas Championnière. — Massage et mobilisation dans les fractures.

The Lancet. — 23 janvier 1909. Fratures of the olecranon and the value of their treatment by direct and internal splintage.

Le Dentu et **Delbet.**— Traité de chirurgie, tome II p. 283.

Michaux.— *Bulletin de la société de chirurgie*, 1892, p. 318.

Michaux. — *Bulletin de la société de chirurgie*, 1890, p. 801.

Malgaigne. — Traité des fractures et des luxations. 1855.

Mauley. — *New-York médical journal*. 5 janvier 1899, p. 13.

Monnier. — *Annales de chirurgie et d'rothopédie*, 1898, p. 178.

Ollier. — *Lyon médical*, 16 juillet 1892, n° 29 p. 374.

Senes. — Thèse de Paris, 1874.

Springer. — Thèse de Paris, 1891.

Sachs. — *Beitrage zur klin. chirur.* 1894.
Schwartz. — *Bulletin de la société de chirurgie*, 1895, p. 93.
Tachard. — *Bulletin de la société de chirurgie*, 1894, p. 371.
Vercoustre. — Thèse de Paris, 1893.

TABLE DES MATIÈRES

Angoulême. — Imprimerie L. COQUEMARD et Cie